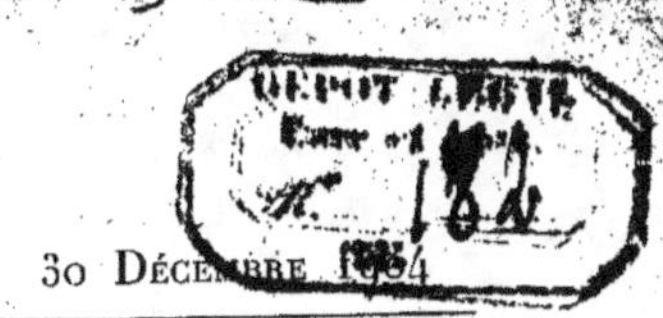

Tome VII, 4e Trimestre

30 Décembre 1904

BULLETIN
DE
LARYNGOLOGIE, OTOLOGIE
ET
RHINOLOGIE

PUBLIÉ PAR

ANDRÉ CASTEX

Chargé du Cours de Laryngologie, Rhinologie et Otologie
à la Faculté de Médecine de Paris

EXTRAIT

L'état de la sensibilité olfactive dans la vieillesse

PAR

N. VASCHIDE

CHEF DES TRAVAUX A L'ÉCOLE DES HAUTES ÉTUDES

PARIS
LIBRAIRIE J.-B. BAILLIÈRE ET FILS
19, RUE HAUTEFEUILLE, PRÈS DU BOULEVARD SAINT-GERMAIN
1904

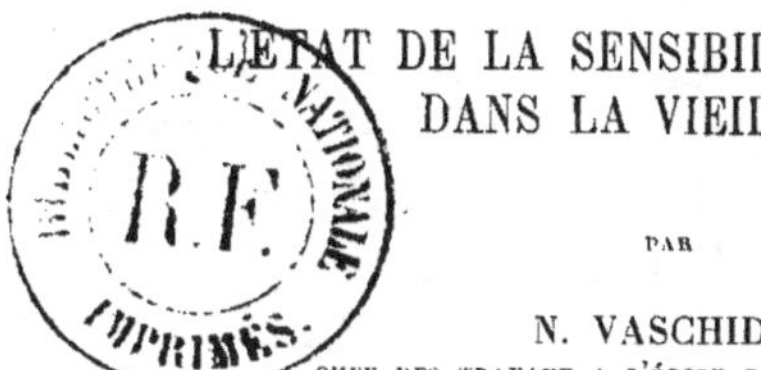

L'ÉTAT DE LA SENSIBILITÉ OLFACTIVE DANS LA VIEILLESSE

PAR

N. VASCHIDE

CHEF DES TRAVAUX A L'ÉCOLE DES HAUTES-ÉTUDES

I

L'état sensoriel dans la vieillesse m'a toujours intéressé ; il constitue en effet le point capital de toute étude sérieuse qui désirerait examiner minutieusement le mécanisme psycho-physiologique de la vieillesse, domaine totalement vierge et dans lequel toute recherche sera pendant bien des années bienvenue.

J'examinerai dans ce travail l'état de l'olfaction chez les vieillards (1) ; je compte revenir ensuite dans d'autres travaux sur les autres problèmes et questions psycho-sensorielles ou autres de la vieillesse.

Il n'existe, à vrai dire, aucune recherche expérimentale sur la psycho-physiologie de la vieillesse ; j'ai essayé d'apporter quelques documents à la connaissance de ce problème, en portant d'abord mes investigations dans le domaine psycho-sensoriel. Mes recherches sur l'olfaction des vieillards ont été faites avec l'osmi-esthésimètre, *Toulouse-Vaschide* et selon leur technique expérimentale. Elles ont porté sur 66 sujets des deux sexes : 36 hommes de l'hospice de Bicêtre, du service de M. le Pr Marie, et 30 femmes de l'hospice de la Salpêtrière, du service de M. le Pr Raymond.

1. N. Vaschide. Recherches expérimentales sur l'olfaction des vieillards. *Comptes rendus de l'Acad. des Sciences*, 16 oct. 1903, p. 617-619.

Tableau I. — Vieillards de l'hospice de la Salpêtrière.

N°s d'ordre	NOMS des sujets	AGE des sujets	ACUITÉ OLFACTIVE		NOMBRE DES FOIS que l'eau a été reconnue sur 10 présentations		SENSIBILITÉ TACTILE OLFACTIVE				NOMBRE des centres [illegible]	APPRÉCIATION personnelle	EMPLOI DU TABAC	OBSERVATIONS
			Sensation minima	Perception minima	pour la sensation	pour la perception	Sensibilité tactile de l'éther — Sensation	Sensibilité tactile de l'éther — Perception	Sensibilité tactile ammoniacale — Sensation	Sensibilité tactile ammoniacale — Perception				
I	Ju.	85 ans.	8 p. 10 000	»	6	»	1 p. 10 000	1 p. 100	1 p. 1 000	1 p. 10	0	Excellent odorat.	Prise depuis 5 ans (modérément).	Connaît très bien le camphre.
II	Po.	85 ans.	1 p. 10 000	»	7	»	1 p. 100	1 p. 10 (réact. sensorielle)	1 p. 100	1 p. 10 (réact. sensorielle)	0	Id.	Prise énormément depuis plus de 40 ans.	Id.
III	Bis.	69 ans.	3 p. 10 000	Camphre pur.	8	10	1 p. 1 000	L'éther pur.	1 p. 1 000	1 p. 10	2	Id.	Ne prise pas.	
IV	Mas.	83 ans.	Camphre pur.	»	6	»	1 p. 1 000	1 p. 10	1 p. 100	1 p. 10 (réact. sensorielle)	0	Id.	Id.	Id.
V	Cail.	78 ans.	Camphre pur.	»	8	»	1 p. 1 000	Éther pur.	1 p. 100	1 p. 10 (réact. sensorielle)	0	Id.	Id.	Connaît le camphre.
VI	No.	83 ans.	2 p. 10 000	Camphre pur.	7	8	1 p. 1 000	1 p. 10	1 p. 1 000	1 p. 10	0	Id.	Ne prise pas. Un peu dans le temps.	
VII	Ma.	77 ans.	8 p. 10 000	1 p. 1 000	6	10	1 p. 100	Éther pur.	1 p. 100	1 p. 10 (réact. sensorielle)	0	Odorat moyen. Lég.	Prise depuis 50 ans.	Paralysie légère du côté droit.
VIII	Des.	75 ans.	»	»	»	»	1 p. 10 000	1 p. 100	1 p. 1 000	1 p. 100	»	Excellent odorat.	Ne prise pas.	Connaît très bien le camphre. — Du temps elle prenait de l'éther. Prend encore souvent.
IX	Ch.	89 ans.	»	»	»	»	1 p. 1 000	1 p. 100	1 p. 100	1 p. 10	»	Id.	Prise depuis 18 ans.	Connaît très bien.
X	Mat.	83 ans.	7 p. 100 000	Camphre pur.	7	9	1 p. 10 000	1 p. 1 000	1 p. 1 000	1 p. 100	3	Id.	Prise depuis 50 ans.	
XI	Ros.	78 ans.	1 p. 1 000	»	6	»	1 p. 1 000	1 p. 100	1 p. 1 000	1 p. 10	1	Odorat médiocre.	Prise modérément depuis plus de 20 ans	Paralysie du côté droit depuis 30 ans, mais sensiblement améliorée. Connaît le camphre. S'en sert assez souvent.
XII	Lang.	77 ans.	2 p. 10 000	Camphre pur.	6	7	1 p. 10 000	1 p. 10 000	1 p. 1 000	1 p. 100	4	Excellent odorat.	Prise depuis 40 ans.	
XIII	And.	85 ans.	»	»	»	»	1 p. 1 000	1 p. 100	1 p. 1 000	1 p. 100	»	Id.	Id.	
XIV	Has.	70 ans.	2 p. 10 000	1 p. 1 000	7	9	1 p. 100	1 p. 10	1 p. 100	1 p. 10	3	Id.	Prise depuis 10 ans.	
XV	Gr.	78 ans.	»	»	»	»	1 p. 10	Éther pur.	1 p. 10	Ammoniaque pur.	»	Anosmique.	Prise depuis 40 ans.	L'odorat s'est éteint petit à petit; elle ne se rappelle plus le moment où elle sentait.
XVI	Fou.	78 ans.	»	»	»	»	Éther pur.	»	Amm. pur.	»	»	Anosmique.	Prise depuis plus de 40 ans.	Elle n'a jamais eu d'odorat. Aucun souvenir.
XVII	Mor.	73 ans.	4 p. 10 000	1 p. 1 000	6	7	1 p. 10 000	1 p. 1 000	1 p. 1 000	1 p. 100	3	Excellent odorat.	Ne prise pas.	
XVIII	Per.	74 ans.	8 p. 10 000	Camphre pur.	6	8	1 p. 1 000	1 p. 100	1 p. 1 000	1 p. 100	3	Id.	Prise très peu.	
XIX	Mor.	77 ans.	Camphre pur.	»	6	»	1 p. 1 000	1 p. 100	1 p. 100	1 p. 10	2	Odorat moyen.	Prise depuis 40 ans au moins.	
XX	Des.	76 ans.	»	»	»	»	»	»	»	»	»	Anosmie.	Prise depuis 45 ans.	Anosmie à la suite d'une chute d'escalier à l'âge de 21 ans, suivie de fortes douleurs de tête.
XXI	Par.	79 ans.	Camphre pur.	»	6	»	1 p. 1 000	1 p. 100	1 p. 100	1 p. 10	2	Excellent odorat.	Prise depuis 40 ans.	
XXII	Laf.	75 ans.	2 p. 10 000	1 p. 1 000	6	8	1 p. 1 000	1 p. 100	1 p. 100	1 p. 10	3	Odorat moyen.	Prise très peu.	
XXIII	Geof.	70 ans.	6 p. 10 000	Camphre pur.	7	7	1 p. 100	Éther pur. (réact. sensorielle)	1 p. 100	1 p. 10 (réact. sensorielle)	3	Excellent odorat.	Ne prise pas.	
XXIV	Buf.	74 ans.	Camphre pur.	Camphre pur.	6	8	1 p. 10 000	1 p. 100	1 p. 100	1 p. 10	3	Id.	Prise passablement.	
XXV	Leg.	75 ans.	7 p. 10 000	»	6	»	1 p. 10	Éther pur.	1 p. 100	1 p. 10	3	Id.	Ne prise pas.	
XXVI	Mon.	70 ans.	»	»	»	»	1 p. 1 000	1 p. 100	1 p. 100	1 p. 10	»	Odorat moyen.	Prise modérément.	
XXVII	Bls.	84 ans.	8 p. 10 000	Camphre pur.	6	9	1 p. 100	Éther pur.	1 p. 100	1 p. 10	1	Admirable odorat.	Ne prise pas.	
XXVIII	Lam.	87 ans.	2 p. 10 000	1 p. 1 000	7	9	1 p. 100	1 p. 10	1 p. 100	1 p. 10	1	Odorat moyen.	Quelques grains p^r jour.	
XXIX	Leb.	82 ans.	»	»	»	»	»	»	»	»	»	Presque anosmique.	Prise modérément.	Sensible trace d'une hémiplégie gauche à la suite d'une chute par terre à l'âge de 30 ans.
XXX	Rou.	70 ans.	»	»	»	»	1 p. 1 000	1 p. 100 (réact. sensorielle)	1 p. 100	1 p. 10 (réact. sensorielle)	»	Excellent odorat.	Ne prise pas.	

Tableau II. — Vieillards de l'hospice de Bicêtre.

N° d'ordre	Nom des sujets	L'âge vrais	Sensation minima	Perception minima	Nombre des fois où l'eau a été reconnue sur 10 présentat[ions]		Sensibilité tactile olfactive — Sensibilité tactile de l'éther		Sensibilité tactile ammoniacale			Appréciation personnelle	Emploi du tabac	Observations	Profession	Appréciation de l'âge
					p' sensation	p' perception	Sensation	Perception	Sensation	Perception						
I	Delc.	83 ans.	9 p. 10 000	»	7	»	1 p. 1 000	1 p. 100	1 p. 1 000	1 p. 10	o	Excellent odorat.	Prise très peu; fume depuis 60 ans.	Connait bien le camphre, se flatte de son odorat.	Graveur.	83 ans.
II	Sec.	83 ans.	Camphre pur.	»	8	»	1 p. 100	»	1 p. 100	Amm. pur, réact. sens.	o	Id.	Prise beaucoup depuis 30 ans et fume depuis 60.	Connait très bien le camphre, se flatte de son odorat.	Forgeron.	85 ans.
III	War.	86 ans.	Camphre pur.	»	6	»	Éther pur.	»	1 p. 10	»	o	Id.	Fume depuis 70 ans.	Se flatte de connaitre bien les odeurs, connait bien le camphre.	Ouvrier dans les fabriques de laines.	90 ans.
IV	Duj.	72 ans.	7 p. 10 000	Camphre pur.	7	7	1 p. 1 000	1 p. 100	1 p. 1 000	1 p. 100	o	Id.	Fume depuis 60 ans.	Connait bien le camphre.	Cocher.	66 ans.
V	Dup.	77 ans.	»	»	»	»	1 p. 1 000	1 p. 10	1 p. 1 000	1 p. 10, réaction sensor.	»	Id.	Il a fumé dans le temps.	Connait bien le camphre; malade imaginaire; perçoit toutes les odeurs; fier de lui.	Voyageur de commerce.	82 ans.
VI	Dol.	68 ans.	3 p. 10 000	Camphre pur.	8	8	1 p. 10 000	1 p. 1 000	1 p. 1 000	1 p. 100	4	Id.	Ne fume et ne prise pas.	Connait le camphre.	Peintre en bâtiment.	68 ans.
VII	Hug.	85 ans.	1 p. 1 000	»	7	»	1 p. 100	Éther pur, réact. sens.	1 p. 100	1 p. 10, réaction sensor.	o	Id.	Fume depuis 70 ans.	Id.	Bijoutier.	100 ans.
VIII	Sch.	77 ans.	1 p. 1 000	Camphre pur.	8	6	1 p. 100	Éther pur.	1 p. 1 000	1 p. 10, réaction sensor.	o	Id.	Fume et prise depuis 20 ans.	Id.	Camionneur.	83 ans.
IX	Ver.	66 ans.	Camphre pur.	»	6	»	1 p. 10	Éther pur, réact. sens.	1 p. 100	Amm. pur, réact. sens.	o	Odorat moyen.	Fume depuis 15 ans.	Id.	Peintre.	60 ans.
X	Ro.	77 ans.	»	»	»	»	»	»	Ammon. pur.	»	»	Odorat médiocre.	Fume depuis 60 ans.	Id.	Modeleur.	80 ans.
XI	Val.	84 ans.	1 p. 1 000	»	7	»	1 p. 100	»	1 p. 100	1 p. 10, réaction sensor.	o	Excellent odorat.	Fume et prise depuis 54 ans.	Id.	Plombier.	90 ans.
XII	Bot.	74 ans.	Camphre pur.	»	6	»	1 p. 1 000	Éther pur, réact. sens.	1 p. 1 000	1 p. 10, réaction sensor.	o	Id.	Fume depuis 15 ans; il a chiqué pendant 20 ans.	Connait bien le camphre.	Décolleteur.	77 ans.
XIII	Ho.	71 ans.	8 p. 10 000	»	6	»	1 p. 10 000	1 p. 1 000	1 p. 1 000	1 p. 100	3	Id.	Prise une prise ou deux par mois, depuis quelques mois. Fume depuis 50 ans.	Connait très bien le camphre.	Voyageur de commerce.	80 ans.
XIV	Ad.	72 ans.	»	»	»	»	1 p. 1 000	1 p. 100	1 p. 100	1 p. 10, réaction sensor.	»	Id.	Ne prise et ne fume pas.	Connait bien le camphre.	Chaudronnier en cuivre.	80 ans.
XV	Mal.	74 ans.	9 p. 10 000	Camphre pur.	7	7	1 p. 1 000	1 p. 10	1 p. 100	1 p. 10, réaction sensor.	o	Id.	Prise depuis 1 an.	Id.	Cloutier.	80 ans.
XVI	Ség.	81 ans.	1 p. 1 000	»	6	»	1 p. 100	Éther pur.	1 p. 10	Amm. pur.	o	Id.	Prise et fume depuis 60 ans.	Id.	Menuisier.	101 ans.
XVII	Bla.	78 ans.	»	»	»	»	Éther pur.	»	1 p. 10	Pas de réact. désagréable, même avec l'amm. pur.	»	Id.	Fume depuis 60 ans.	Id.	Tapissier.	76 ans.
XVIII	Lal.	70 ans.	Camphre pur.	»	8	»	1 p. 1 000	Éther pur, réact. sens.	1 p. 100	1 p. 10, réaction sensor.	o	Odorat moyen.	Prise rarement; ne fume pas.	Id.	Cordonnier.	79 ans.
XIX	Puc.	74 ans.	»	»	»	»	1 p. 1 000	1 p. 10	1 p. 100	1 p. 10, réaction sensor.	»	Id.	Prise depuis 50 ans; fumait avant.	Id.	Ouvrier aux halles.	76 ans.
XX	Vid.	84 ans.	»	»	»	»	1 p. 10	Éther pur, réact. sens.	1 p. 100	1 p. 10, réaction sensor.	»	Excellent odorat.	Prise et fume depuis 60 ans.	Connait très bien le camphre.	Marchand de parapluies.	83 ans.
XXI	Duf.	78 ans.	»	»	»	»	Éther pur.	»	Ammon. pur.	»	»	Id.	Il chique énormément.	Connait bien le camphre.	Ouvrier dans les courroies.	80 ans.
XXII	Doë.	77 ans.	»	»	»	»	1 p. 10	Éther pur, réact. sens.	1 p. 100	1 p. 10, réaction sensor.	»	Id.	Prise très peu; depuis l'enfance.	Connait très bien la médecine de Raspail.	Agent de police.	74 ans.
XXIII	Tix.	86 ans.	»	»	»	»	1 p. 100	1 p. 10, réaction sensor.	1 p. 10	Amm. pur, réact. sens.	»	Id.	Prise depuis 60 ans; il a fumé dans le temps.	Connait très bien le camphre.	Maçon.	102 ans.
XXIV	Bal.	71 ans.	»	»	»	»	1 p. 100	Éther pur, réact. sens.	1 p. 100	1 p. 10, réaction sensor.	»	Id.	Il a prisé très peu et dans le temps; ne prise pas.	Connait bien le camphre.	Architecte.	80 ans.
XXV	Vac.	76 ans.	»	»	»	»	1 p. 100	Éther pur, réact. sens.	1 p. 100	1 p. 10, réaction sensor.	»	Id.	Prise très peu; il a fumé énormément.	Id.	Gardien de nuit.	76 ans.
XXVI	Col.	75 ans.	»	»	»	»	1 p. 100	1 p. 10, réaction sensor.	1 p. 1 000	1 p. 10, réaction sensor.	»	Id.	Fume depuis 60 ans.	Id.	Charcutier.	75 ans.
XXVII	Tis.	84 ans.	»	»	»	»	1 p. 100	1 p. 10, réaction sensor.	1 p. 100	1 p. 10, réaction sensor.	»	Id.	Il a fumé; prise beaucoup.	Id.	Maçon.	90 ans.
XXVIII	Goy.	76 ans.	1 p. 1 000	Camphre pur.	7	8	1 p. 100	Éther.	1 p. 100	1 p. 10, réaction sensor.	o	Id.	Prise depuis 20 ans; il a prisé avant.	Id.	Forain.	71 ans.
XXIX	Ca.	80 ans.	»	»	»	»	1 p. 1 000	Éther pur, réact. sens.	1 p. 100	1 p. 10, réaction sensor.	»	Id.	Ne prise et fume très peu.	Id.	Négociant en métaux.	80 ans.
XXX	Car.	83 ans.	Camphre pur.	»	6	»	1 p. 100	Éther pur, réact. sens.	1 p. 100	1 p. 10, réaction sensor.	o	Id.	Fume depuis 70 ans.	Id.	Vigneron.	83 ans.
XXXI	Fo.	81 ans.	»	»	»	»	1 p. 100	Éther pur, réact. sens.	1 p. 100	1 p. 10, réaction sensor.	»	(comme à 15 ans) Excellent odorat.	Fume depuis 40 ans; prise.	Id.	Fondeur de suif.	81 ans.
XXXII	Pu.	84 ans.	1 p. 1 000	»	8	»	1 p. 1 000	1 p. 10, réaction sensor.	1 p. 100	1 p. 10, réaction sensor.	o	Id.	Fume et prise depuis son existence.	Id.	Commerçant.	84 ans.
XXXIII	Yon.	89 ans.	Camphre pur.	»	7	»	1 p. 1 000	Éther pur, réact. sens.	1 p. 100	1 p. 10, réaction sensor.	o	Id.	Prise depuis 80 ans.	Id.	Fruitier.	100 ans.
XXXIV	Av.	68 ans.	1 p. 1 000	Camphre pur.	6	8	1 p. 10 000	1 p. 1 000	1 p. 1 000	1 p. 10	16	Id.	Fume depuis l'âge de 10 ans.	Id.	Sellier.	68 ans.
XXXV	Bl.	94 ans.	9 p. 10 000	»	8	»	1 p. 1 000	Éther pur, réact. sens.	1 p. 100	1 p. 10, réaction sensor.	o	Id.	Fume depuis l'enfance; prise depuis 30 ans.	Id.	Ébéniste.	98 ans.
XXXVI	Sar.	74 ans.	9 p. 10 000	Camphre pur.	7	8	1 p. 1 000	Éther pur, réact. sens.	1 p. 100	1 p. 10	»	Id.	Chique depuis 25 ans.	Id.	Commissionnaire.	74 ans.

Tableau III. — Moyennes générales.

CATÉGORIE des SUJETS	NOMBRE TOTAL DES SUJETS	AGE MOYEN	SENSATION					PERCEPTION					RECONNAISSANCE DES ODEURS		
			Sujets ayant une sensation et entrant dans la moyenne			NOMBRE DES SUJETS hors série	NOMBRE DES SUJETS n'ayant aucune sensation	Sujets ayant une perception et entrant dans la moyenne			NOMBRE DES SUJETS hors série	NOMBRE DES SUJETS ne reconnaissant pas le camphre	Sujets reconnaissant une odeur et entrant dans la moyenne		Sujets anosmiques
			Nombre des sujets	Minimum moyen	Nombre des fois où l'eau a été reconnue sur 10 cas			Nombre des sujets	Minimum moyen	Nombre des fois sur 10 où l'eau a été reconnue			Nombre des sujets	Nombre des odeurs reconnues	
Hommes — Vieux.	36	78 ans et 4 mois	21	4 p. 10	6,95	7	15	7	Camphre pur	7,43	7	14	21	0,66	15
Hommes — Adultes.	37	27 ans	36	9 p. 100 000	8,15	»	1	36	7 p. 10 000	10	1	1	36	5,29	1
Femmes — Vieilles.	30	78 ans et 2 mois	21	2 p. 10	6,47	5	9	13	6 p. 10	8,38	8	8	21	1,71	9
Femmes — Adultes.	41	25 ans	38	1 p. 100 000	9,41	»	3	38	7 p. 100 000	10	1	3	38	6,80	3

Les sujets étaient âgés en moyenne de 78 ans ; il y en avait parmi eux qui comptaient même 94 ans. Les sujets n'avaient aucune maladie des fosses nasales et l'examen rhinologique minutieux de chaque sujet n'a pu rien nous déceler.

J'ai éliminé les sujets atteints de coryza chronique ou ceux dont la muqueuse nasale était légèrement irritée.

Tous les sujets affirmaient se servir à merveille de leur olfaction.

Les tableaux I et II contiennent toutes les données de nos expériences, tableau I concerne les sujets femmes et tableau II les sujets hommes.

Voici le résultat général des tableaux I, II en chiffres de nos recherches :

Remarquons encore que, sur les 36 sujets hommes (moyennes Toulouse, Vaschide), il y avait, pour la sensation, 7 hors série et 14 ne reconnaissant pas le camphre. Sur les 30 sujets femmes, il y avait, pour la sensation, 5 sujets hors série et 9 n'ayant aucune sensation ; pour la perception, 8 hors série et 8 ne reconnaissant pas le camphre.

II

Il résulte de ces recherches, en premier lieu, une différence notable entre la manière dont la sensibilité se comporte chez les deux sexes ; la femme paraît garder encore sa supériorité olfactive malgré l'évolution de l'âge ; cette différence existe à tous les âges, ainsi que M. Toulouse et moi nous l'avons démontré. Cette supériorité est néanmoins plus petite pour la sensation ; elle est très grande pour la perception.

Un second fait digne d'être remarqué est la diminution notable de la sensibilité olfactive pendant la vieillesse, en dehors de toute considération de sexe. Le nombre des anosmiques est considérable : 24 sur 66 cas, tandis qu'il n'existe, d'après les recherches de *Toulouse et Vaschide,* que 4 cas sur 78 sujets adultes ; cette différence devient encore plus grande si l'on tient compte des sujets hors série : 15 sur 66, tandis qu'ils ne sont que 2 sur 78 chez les adultes. On a un total, 59 pour 100 sujets anosmiques et hors série.

Les vieillards paraissent avoir donc la sensibilité olfactive atrophiée et fait remarquable, aucun sujet n'était conscient de cette infirmité : tout en arrivant à peine à distinguer une odeur connue sur dix, et tout en prenant comme de l'eau pure les odeurs les plus intenses, nos sujets prétendaient jouir du parfum des fleurs. Leurs images

Tableau IV. — Vieilles de l'asile de la Salpêtrière. Expériences sur la reconnaissance des odeurs faites le 4 et le 5 mai 1900. On remarque leur insensibilité olfactive notoire.

ODEURS PRÉSENTÉES	MATHIEU	RONDEAU	LANGEVIN	ONDINOT	HASSELOT	JUTEY	POCTEY	BIZOIR	MASSON	CAILLARD	NAVARD	MAGNY	DESMETTE	CHOC	GRENET	FOUCAULT	MOREL	PERSONNE	MORIN	DESSAUT	PAROTIN	LAFONT	GEOFFROY	BUFFET	LEGGER	MONONIE	BLAISE	LAMBERT	LEBRUN	MOUSSEAU	TOTAL
I. L'huile	(Miel)	»	»	»	»	»	»	»	»	»	»	»	»	»	»	»	»	»	»	»	»	»	»	»	»	»	»	»	»	»	0
II. Eau de fleur d'oranger	»	»	+	»	»	»	»	+	»	»	»	»	»	»	»	»	»	»	»	»	»	»	»	»	»	»	»	»	»	»	2
III. Eau de laurier cerise	»	»	+	»	»	»	»	»	»	»	»	»	»	»	»	»	»	»	»	»	»	»	»	»	»	»	»	»	»	»	1
IV. Essence de violette	+	»	»	»	»	»	»	»	»	»	»	»	»	»	»	»	»	»	»	»	»	»	»	»	»	»	»	»	»	»	2
V. Essence de rose de Turquie	»	»	»	»	»	»	»	»	»	»	»	»	»	»	»	»	»	»	»	»	»	»	»	»	»	»	»	»	»	»	0
VI. Essence d'anis	»	»	»	»	»	»	»	»	»	»	»	»	»	»	»	»	»	»	»	»	»	»	»	»	»	»	»	»	»	»	0
VII. Essence de menthe	»	+	»	»	+	»	»	»	»	»	»	»	»	»	»	»	+	»	»	»	»	»	»	+	»	»	»	»	»	»	4
VIII. Essence d'ail	pique doul.	pique doul.	pique	pique doul.	pique doul.	pique doul.	pique doul.	pique doul.	pique doul.	pique doul.	pique doul.	pique doul.	pique doul.	pique doul.	pique f.	pique f.	pique f.	+	+	légère irritat.	+	+	+	pique	pique doul.	pique doul.	pique	pique	pique f.	pique	6
IX. Eau camphrée	+	»	+	»	+	»	»	»	»	»	»	»	»	»	»	»	+	+	»	»	»	+	+	+	»	»	+	+	»	»	10
X. Vinaigre	+	»	+	»	+	»	»	+	»	»	»	»	»	»	»	»	+	»	+	»	+	+	+	+	»	»	»	»	»	»	10

visuelles suppléaient l'absence des images olfactives, car les sujets reconnaissaient les parfums des fleurs quand ils pouvaient les regarder.

L'image olfactive a donc une existence intellectuelle indépendante, puisqu'elle est capable d'une reviviscence fonctionnelle.

M. Metschnikoff a eu l'obligeance de m'autoriser à dire que Pasteur était tout à fait anosmique ; il fut de même pour le grand philosophe Durand de Gros, d'après l'observation de sa fille, Mme Sorgues. Les images souvenirs jouent un rôle capital dans la psycho-physiologie de la vieillesse, et cette connaissance est précieuse pour l'intelligence des processus évolutifs de la vie mentale et de la vie biologique.

Si on examine de plus près les tableaux on remarque encore qu'au point de vue de la reconnaissance les sujets sont extrêmement doués pour attribuer l'épithète olfactive vraie, voir tableau IV, par exemple. Le *vinaigre*, l'*essence de menthe* et l'*eau camphrée* sont le plus souvent reconnus, en dehors de l'*essence d'ail*, qui « piquoite » presque tous les sujets sans toutefois pouvoir accuser une sensation bien déterminée. Ils percevaient en d'autres mots surtout l'excitation tactile olfactive et les vieillards ne pouvaient associer le terme qualitatif de l'odeur.

A ce sujet je pourrai citer un cas que j'ai pu rarement observer. Il s'agissait d'une femme âgée, de profession bouquetière ; elle avouait 85 ans, mais l'âge réel était de 81, les vieillards aiment beaucoup paraître plus âgés qu'ils le sont en réalité. Mme F... couchait dans l'unique chambre qu'elle possédait et dans la même atmosphère que les fleurs. Elle était presque anosmique, quoique pourtant elle parlait abondamment du goût des fleurs, et leur odeur ; elle n'avait aucune conscience de son anosmie. Un matin les voisins la trouvent presque évanouie dans sa chambre ; elle avait passé vingt-quatre heures dans une atmosphère embaumée de lys et dont l'odeur était si intense que toute la maison était parfumée. La bouquetière ne sentait pas et avouait s'avoir sentie malade quand elle s'était réveillée suffoquée : elle ne pouvait pas respirer.

Un coiffeur qui faisait son métier depuis quarante ans et qui utilisait quotidiennement des parfums confondait, dès qu'on lui bouchait les yeux, l'eau avec l'opoponax et le savon de tridace avec une pierre en calcaire ; il percevait bien l'eau de cologne, mais non d'une manière constante, souvent seulement comme sensation tactile, il distinguait le camphre, le vinaigre, etc., mais dès qu'il s'agissait de mettre une épithète précise à une odeur son choix était insensé.

Toutes les vieillards et les vieillards remplacent les sensations olfactives par des sensations de réviviscences réveillées et cultivées grâce aux sensations visuelles. Un sujet femme de la Salpêtrière se plaignait avoir perdu l'odorat, mais sa vue avait tellement baissé qu'elle avait continuellement besoin d'une attention soutenue et prolongée pour distinguer des fleurs, observées pourtant avec des lunettes plus fortes. Elle devint consciente de son infirmité à cause de l'infirmité nouvelle qui avait servi comme sensations remplaçantes dans son intelligence.

Le mécanisme de la mémoire et d'association des idées chez les vieillards est un sujet trop complexe pour l'aborder ici, et je me contenterai d'avoir pu signaler ce fait et de fournir cette documentation précise sur un point divisé du problème de la vieillesse.

CHARTRES. — IMPRIMERIE DURAND, RUE FULBERT.

www.ingramcontent.com/pod-product-compliance
Lightning Source LLC
LaVergne TN
LVHW012020170826
845678LV00004BA/1577

* 9 7 8 2 3 2 9 6 2 3 6 1 0 *